COME CURARE DEFINITIVAMENTE L'INSONNIA CRONICA

SMETTERE DI ESSERE SVEGLIO ALLE 3 DEL MATTINO, ELIMINARE LA VEGLIA NOTTURNA, L'ANSIA E I NERVI CON TRATTAMENTI NATURALI

Jorge O. Chiesa

Indice dei contenuti

Introduzione La scienza dietro l'insonnia

Ha mai sofferto di insonnia? In altre parole, affronti la difficoltà di addormentarti e di dormire di notte? Allora, cosa lo causa?

L'insonnia è spesso causata da molteplici ragioni, come la mancanza di riposo, fame, traumi psicologici, ecc. Non importa quale sia la ragione, milioni di esseri umani soffrono di quel diavolo chiamato insonnia. Impedisce di riposare a sufficienza, consuma le energie e distrugge la produttività il giorno successivo. Per non parlare degli effetti dannosi per la propria salute fisica e mentale.

Che cos'è l'insonnia?

L'insonnia è per definizione la difficoltà di addormentarsi e di rimanere addormentati. Si riferisce ai tipi di irrequietezza che una persona soffre in diversi punti del suo ciclo del sonno. Un semplice

L'indicazione per la diagnosi di insonnia è quando una persona non è soddisfatta della quantità di sonno che ha dormito.

Quelli con l'insonnia:

Si sentiranno una mancanza di energia, affaticamento in diversi momenti della giornata, difficoltà a concentrarsi sui compiti, con terribili sbalzi d'umore, e con un basso livello di prestazioni sul posto di lavoro. Gli insonni possono avere una qualsiasi di queste condizioni

Sintomi dopo essere rimasto sveglio tutta la notte:

Un corpo umano ha bisogno di riposo per ringiovanire sia la mente che il corpo. La mancanza di riposo in ognuno di essi causerà stanchezza e varie malattie mentali. Anche se sono terribilmente esausti fino all'anima, non possono ancora addormentarsi o non si addormentano per cause diverse.

I due tipi di insonnia

1. *Insonnia Acuta*

Ci sono due tipi principali di insonnia. Il primo tipo è il tipo di insonnia quando si hanno solo un paio di notti inquiete. Spesso è possibile addormentarsi e rimanere addormentati facilmente. Per molti, gli insonni potrebbero non pensare di soffrire, ma il fatto è che possono avere un'insonnia acuta.

Allora, cos'è l'insonnia acuta? Questo tipo di insonnia deriva dai livelli di stress di base che gli insonni stanno vivendo in quel momento. Dovranno affrontare un breve periodo di tempo in cui non saranno in grado di addormentarsi a causa delle circostanze di vita che devono affrontare

in quel momento. Questo tipo di insonnia
non dura a lungo. Al contrario, si verifica
solo a causa di determinati fattori o eventi
durante un determinato periodo di tempo.

Ad esempio, l'insonnia acuta può
manifestarsi dopo che gli insonni
affrontano la rabbia del loro capo,
ottengono un voto mediocre in un esame,
sono rifiutati per innamorarsi, o
semplicemente perché hanno una "brutta
giornata". Queste situazioni possono
indurre una persona ad avere una o due
notti quando semplicemente non riesce a
dormire. Molte persone possono aver
sperimentato questo tipo di insonnia e
tende a risolversi da sola.

2. *Insonnia Cronica*

Il secondo tipo di insonnia è noto come
insonnia cronica. L'insonnia è un tipo di

insonnia prolungata che si verifica almeno tre notti alla settimana e dura almeno tre mesi. Questo di solito si verifica quando ci si trova di fronte ad un cambiamento significativo nel proprio ambiente, fisicamente o mentalmente. Può essere trasferirsi in una nuova casa, perdere una persona cara, essere in un nuovo posto di lavoro, affrontare le sfide a scuola, o avere problemi di adattamento a un clima più severo. Forse la ragione per cui gli insonni cronici hanno difficoltà a dormire è perché hanno un'abitudine a dormire male senza una corretta routine di sonno.

E 'comune nel mondo di oggi, la società moderna ha rovinato il ciclo del sonno con brevi ore di sonno. A peggiorare le cose, la maggior parte di loro dormono in orari strani. Non hanno l'abitudine di andare a letto presto e alzarsi presto il giorno dopo.

Come risultato, la mente non sa quando

chiudere e sarebbe abituata a rimanere sveglia fino a tardi. Ecco perché l'insonnia è diventata un problema comune nella società di oggi. Ciò che la gente non capisce è che il corpo non sarà in grado di funzionare con una piccola quantità di sonno una notte e spera di compensare la loro mancanza di sonno facendo sonnellini più tardi durante il giorno. Sebbene ciò possa sembrare possibile e utile all'inizio, questo modello di sonno non è sostenibile a lungo termine.

Alla fine, la mente e il corpo crolleranno, e si sperimenterà l'esaurimento totale fino a quando non ci si riposa a sufficienza. La soluzione migliore è quella di avere un programma di sonno fisso e praticare una routine di sonno sano. In caso contrario, è necessario visitare il medico per ottenere la medicina. Sarà tipicamente correlato ad un altro problema medico o psichiatrico, il che significa che la ragione per cui si può avere un'insonnia cronica è dovuta allo stress. Quella che sembra essere una situazione tipica sembrerà stressante se si ha un'insonnia cronica. Una mente e un corpo inquieti saranno disturbati da qualsiasi stimolo proveniente dall'ambiente circostante.

Le cause dell'insonnia

Indipendentemente dal tipo di insonnia, le cause sono le seguenti

la stessa cosa. La differenza sta nell'intensità delle emozioni che una persona vive in un determinato periodo di tempo.

Inoltre, le condizioni mediche di base possono anche causare insonnia. Fortunatamente, nella maggior parte dei casi l'insonnia è curabile.

Queste condizioni mediche possono essere gravi o lievi, inducendo l'insonnia a verificarsi in un momento diverso della vita di una persona. Questi sintomi includono allergie nasali, allergie ai seni, dolori lombari, dolori cronici generali, problemi gastrointestinali, artrite, asma e altri problemi neurologici.

Lo stress sul corpo del paziente farà sì che la mente rimanga sveglia più a lungo. Per esempio, coloro che prendono il raffreddore troveranno che rimangono sveglio per la maggior parte della notte o che si svegliano frequentemente. Entrambi i fattori possono risultare in una persona con una grave mancanza di sonno e di riposo. Potrebbero provare a rilassarsi mentre hanno il freddo, ma l'insonnia prevarrà.

Il dolore fisico può anche causare insonnia perché il corpo non può mettersi in una posizione comoda per riposare. Avete mai sperimentato notti insonni perché non potete mettervi in una posizione comoda? Questa situazione è tipica quando si verificano dolori al corpo. Il modo migliore per addormentarsi e rimanere addormentati velocemente è quello di mettere il corpo in una posizione comoda a letto. Aiuterà anche a guarire e a garantire un sonno più produttivo. Altrimenti, vi troverete in una battaglia costante per addormentarvi e persino optare per farmaci inutili se non riuscite ad adottare la vostra migliore postura per dormire.

Tenendo conto di tutte queste diverse cause, ora possiamo passare alla cura. Ma è altrettanto importante studiare tutti i fattori che

Causa insonnia. Ma lo sapevate che esistono anche fattori di rischio per l'insonnia? Se si scopre che alcuni di questi rischi si applicano a voi, allora si ha semplicemente una maggiore possibilità di avere insonnia ad un certo punto della vostra vita. Altrimenti, presta attenzione alla tua salute e alle tue abitudini di sonno per assicurarti di non avere insonnia per il resto della tua vita.

Fattori di rischio per l'insonnia

I fattori di rischio per l'insonnia includono: essere una donna, essere incinta o in menopausa, adulti sopra i quarant'anni, soffrire di più stress, soffrire di depressione, avere un lavoro notturno, percorrere lunghe distanze dove c'è un cambiamento di orario, o avere una storia familiare di insonnia. Tutti questi fattori avvicinano una persona all'insonnia. Ma ti rendi conto che la maggior parte di questi fattori di rischio sono il risultato delle tue scelte? Nella maggior parte dei casi, le persone pensano di avere poca o nessuna scelta nella vita, il che non è vero.

Possono scegliere di prendere una

vacanza più lunga quando si spostano attraverso diversi fusi orari, ma non lo hanno fatto. Forse cercano un lavoro diurno, ma hanno deciso di affrontare i momenti difficili del lavoro notturno e di adattarsi ad uno stile di vita completamente diverso.

È difficile affrontare i fattori di rischio dell'insonnia, ma alla fine tutto dipende dalle vostre scelte. A volte, nella vita si puo' avere delle difficolta'. Possono essere problemi di coppia, di famiglia o di lavoro. Non solo, potreste soffrire di problemi finanziari o personali in cui avete problemi di equilibrio tra la vostra vita professionale e quella personale. Tutto questo vi colpirà e vi terrà sveglio di notte fino a quando la maggior parte dello stress o della depressione è sparita. In alcuni casi, può richiedere più tempo. In altri casi, le persone possono trovare soluzioni e superare i tempi difficili abbastanza rapidamente. In ogni caso, avere la giusta mentalità è la cura per l'insonnia indotta dalle emozioni.

Poiché l'insonnia ha molte cause e fattori di rischio diversi, ci sono molte cose diverse che si possono fare per evitare di avere più notti insonni e irrequietezza. La maggior parte del tempo, è facile scoprire quali sono le cause, ma la vera sfida è come superarla e dormire bene. La vita può essere difficile, e a volte può colpire una persona fino al punto da non essere nemmeno sicuri di potersi rialzare.

Il primo passo per superare l'insonnia è non aver paura. Non abbiate paura di qualsiasi risultato che può o non può accadere. La paura produce più stress nella tua vita di quanto non ti serva. Infatti, non può che intensificare la sua insonnia. Prevenire è sempre meglio che curare. Ricordati sempre di rimanere calmo e segui i consigli per la salute per evitare l'insonnia.

La mente di una persona con insonnia

Ricercatori di tutto il mondo si uniscono alle loro menti per scoprire come funziona il cervello di un'insonne. Continuano a guardare le caratteristiche di tutte le onde cerebrali e come i pensieri interagiscono durante il giorno e la notte.

➢ *Come funziona la mente*

Durante ogni ora del giorno, la mente è in grado di adattarsi a qualsiasi nuova situazione. Che tu stia cercando di procurarti da mangiare, bere qualcosa, uscire dall'auto, attraversare una porta o semplicemente riposare un po', la mente cercherà costantemente di trovare nuovi modi per sopravvivere e prosperare. Si continuerà attraverso il ciclo di ottenere risorse sufficienti durante il giorno e si avrà abbastanza energia per guarire e riposare durante la notte.

Normalmente, le persone con un sano livello di onde cerebrali con una soddisfacente stabilità cognitiva durante il giorno sono in grado di spegnere parti delle onde cerebrali.

➢ **Pensiero cerebrale**

Durante la notte. Quando la notte cala più in profondità, il cervello inizierà a rallentare e a dormire. La loro attenzione e concentrazione tipicamente diminuiscono di notte. Questo è il motivo per cui una persona trova più difficile portare a termine qualsiasi compito di notte.

Gli studi dimostrano che il processo della mente cambia naturalmente nel corso della giornata, e a volte causa una forma maggiore di ansia. È quando le onde cerebrali diventano irregolari e rifiutano di rallentare a causa di un'immensa quantità di stress durante il giorno. Pertanto, la mente non sarà in grado di rilassarsi completamente di notte. Invece, si passerà attraverso un periodo in cui le onde cerebrali si muoveranno insolitamente velocemente, causando più pensieri e consumando più energia di notte. Tutto ciò che una persona ha attraversato durante il giorno sarà ritirato di notte. Il corpo passerà poi attraverso il doppio dell'energia e delle risorse per elaborare i pensieri, e questo causa la fatica e la mancanza di energia il giorno successivo.

➤ *La mente e le onde cerebrali*

Per quanto riguarda la mente e come le onde cerebrali rispondono alle fasi di insonnia, ci sono tre diversi studi per mostrare come reagisce il cervello durante la notte. È stato dimostrato che l'apprendimento del cervello e le funzioni di elaborazione della memoria influenzano il sonno di una persona. Più si impara durante il giorno, più pensieri e ricordi saranno elaborati dal cervello durante la notte.

I sogni vengono dai pensieri e dalle esperienze della propria vita reale. Più si vive la vita, più si sogna di notte. La capacità di avere una maggiore varietà di sogni permette alla mente di calmarsi e formare immagini vaghe per rafforzare la sua memoria. Quando si cade in un sonno profondo, si tende ad essere nello stato di sogno. A volte si possono avere anche incubi. Ma tutto bolle, anche i tuoi pensieri subconscio e il tipo di esperienza che hai avuto.

Giorno contro notte

Cosa sta succedendo nel cervello insonne? In primo luogo, il cervello è più attivo durante la notte e ha difficoltà a raggiungere uno stato di calma e relax. In uno degli studi sulle onde cerebrali durante l'insonnia, gli scienziati hanno dimostrato che i neuroni del cervello dell'insonne sono più attivi durante la notte.

Gli insonni tendono ad avere molti pensieri che passano attraverso la testa, con conseguente insonnia. Stanno sperimentando uno stato costante di elaborazione delle informazioni durante il giorno senza la possibilità di fermarlo. In definitiva, avranno l'insonnia e dovranno affrontare le conseguenze di non avere abbastanza riposo.

Gli esperti dicono che l'insonnia non dovrebbe essere vista direttamente come un disturbo notturno. In effetti, è più di una condizione cerebrale di 24 ore che mantiene il cervello attivo tutto il giorno.

Il sonno gioca un ruolo importante nell'elaborazione e nella memorizzazione delle memorie. La mancanza di sonno interferisce con la memoria a lungo termine. Avrete difficoltà a concentrarvi, a ricordare i fatti e anche i dettagli minori. Questa teoria è stata testata con un gruppo di studenti in un breve test. Un gruppo ha dormito tutta la notte, mentre un altro gruppo non ha dormito la notte prima. I risultati? Gli studenti che dormivano di più potevano concentrarsi di più e ricordare le loro risposte al test poche ore dopo. Il gruppo di studenti che non hanno dormito a sufficienza ha lottato con il test, ha ottenuto un punteggio inferiore alla media e ricorda a malapena le risposte che hanno scritto un'ora dopo il test.

I miti

Lo scopo di questo esperimento è quello di dimostrare l'importanza del riposo per l'attenzione e la memoria di una persona. Infatti, gli insonni non possono avere lo stesso livello di concentrazione di coloro che hanno riposato abbastanza. Sorprendentemente, alcune persone credono di avere la stessa attenzione durante il giorno. Il fatto che il cervello sia attivo sia di notte che di giorno non significa che il cervello possa funzionare al suo livello massimo.

Oltre alla mancanza di concentrazione, la ricerca mostra che l'Insonnia ha una maggiore plasticità cerebrale. Tuttavia, la ricerca su cosa sia la plasticità e come contribuisca agli stati di insonnia è ancora sconosciuta. Ma quello che sanno è che la plasticità cerebrale si accumula durante tutta la vita di una persona e contribuisce ad altre forme di malattia in seguito. La plasticità cerebrale è la capacità del cervello di cambiare strutturalmente e funzionalmente in risposta a fattori fisici o ambientali.

Nella maggior parte dei casi, la plasticità cerebrale ci permette di assorbire nuove informazioni, imparare cose nuove e continuare a crescere nel tempo.

Adulto. Ma nel caso dell'insonnia, danneggia le cellule cerebrali e porta alla plasticità cerebrale. Questo porta a una scarsa ritenzione di memoria e alla mancanza di concentrazione. Non solo a breve termine, ma anche a lungo termine. È più difficile resistere a tutti i livelli di concentrazione e di memoria con l'età.

Il cervello della mente inquieta

Altre ricerche sono state fatte per scoprire come lo stress e l'ansia influenzano il sonno. L'obiettivo era quello di determinare se una persona con uno stile di vita stressante ha l'insonnia e come il cervello risponde di notte. Ed ecco il risultato: la funzione cognitiva del cervello non cambia se ha o meno l'insonnia. Tuttavia, gli insonni trovano più difficile concentrare ed elaborare le informazioni durante il giorno.

La maggior parte delle ricerche mostra che la mente degli insonni vagabonda durante la notte. Il giorno dopo avranno difficoltà a concentrarsi; dovranno affrontare sfide nella gestione del loro lavoro, dei loro studi e persino della loro vita personale.

In altre parole, la mente avrà difficoltà a funzionare in modo ottimale il giorno dopo e gli insonni non saranno in grado di dare il meglio di sé. Un'altra parte della ricerca ha confrontato la memoria, la funzione e l'efficienza per completare qualsiasi compito dato agli insonni e a coloro che avevano abbastanza riposo.

Gli studi dimostrano che gli insonni non sono in grado di ricordare la maggior parte dei loro ricordi durante il giorno. Di conseguenza, incontrano difficoltà nel portare a termine i loro compiti quotidiani. Le loro menti vagherebbero anche quando svolgono compiti semplici. Per esempio, quando si tratta di preparare la colazione, le persone con una sana quantità di sonno andranno in cucina, prenderanno decisioni rapide e inizieranno la loro giornata. D'altra parte, coloro che soffrono di insonnia entreranno in cucina, finiranno per aprire più armadietti, guardando attraverso lo stesso cibo, e incapaci di capire cosa dovrebbero avere per la colazione.

Ed ecco la spiegazione: Le onde cerebrali di un'insonne sono più lente, e questo lo farà muovere più lentamente e dimenticare rapidamente le cose semplici. Inoltre, man mano che progrediscono nel corso della giornata e vengono presentati più compiti, la corteccia prefrontale inizierà ad avere meno risorse e le onde cerebrali diventeranno irregolari. Il cervello cercherà di rimanere attivo, ma non avrà abbastanza energia per elaborare tutto. Pertanto, il cervello finirà per esaurirsi se si soffre di insonnia.

Materia grigia

Il terzo e ultimo studio scientifico è quello di determinare il ruolo della materia grigia del cervello. La cosa più importante da sapere sulla materia grigia è che esiste nel lobo frontale e controlla i processi di memoria e la funzione esecutiva. Quando gli insonni non dormono abbastanza di notte, avranno una sostanziale diminuzione della materia grigia. Sia che soffrano di insonnia o abbiano difficoltà a dormire in generale, cominceranno a sviluppare lentamente sintomi di depressione o traumi. La causa di fondo dell'insonnia è di solito lo stress. Il modo migliore per risolvere questo problema è quello di consultare un medico per scoprire quale tipo di medicina sarebbe meglio per voi.

In breve, la mente deve dormire a sufficienza e riposare per avere una concentrazione adeguata. L'insonnia metterà il tuo corpo solo in modalità overdrive e quindi non riposerai abbastanza. La prossima cosa importante da ricordare è quello di ottenere abbastanza nutrizione e dormire ogni notte. Non importa quanto sia difficile trovare un equilibrio, è importante avere un alto livello di concentrazione ogni giorno per ottenere il massimo dalla giornata.

La cosa più negativa dell'insonnia

Nell'ultimo capitolo, la mente è stata esplorata per capire come l'insonnia influisce direttamente sul cervello. Avere questo disturbo per qualsiasi periodo di tempo causerà un enorme impatto negativo sulla mente. Oltre alla perdita di memoria, l'insonnia causa anche stanchezza, negligenza e mancanza di attenzione il giorno successivo. Mente e corpo hanno bisogno di riposo per funzionare bene il giorno dopo. Se non c'è riposo, allora la materia grigia, la memoria e gli elaborati doveri della mente si sgretoleranno, e gli insonni avranno difficoltà a passare la giornata. La tua mente vagherà, e faticherai a rimanere concentrato per tutto il giorno.

Le 5 cose che fai ogni mattina

Ecco un piccolo esercizio: in primo luogo, prova a pensare a tutte le cose che hai fatto nel momento in cui ti svegli oggi. Rifletti sulle prime cinque cose che hai fatto. È possibile spegnere la sveglia, controllare il telefono, alzarsi, accendere le luci e camminare verso il bagno. Non importa quale sia la vostra solita routine, tendete ad eseguire tutte le vostre attività regolari in modo impeccabile. Che ci crediate o no, tutte queste attività si svolgono inconsciamente senza pensare molto, solo perché è diventata una routine quotidiana.

Tuttavia, quando hai l'insonnia, non sei concentrato come sei normalmente. La mente continuerà a pensare velocemente come farebbe normalmente, ma non ha tutte le risorse e le energie per funzionare correttamente. In breve, potresti avere difficoltà a svolgere le tue prime cinque attività al mattino, e potresti avere difficoltà a completare ogni compito.

Un modo semplice per saperlo è quando ti rendi conto che ci hai messo più tempo di quanto dovrebbe essere necessario per eseguire questi compiti. Le cinque azioni che dovrebbero richiedere solo 2 minuti per essere completate possono finire per richiedere più di 10 minuti quando non ti sei riposato abbastanza. Si può anche dimenticare di fare uno o due compiti. Si può dimenticare di spegnere l'allarme e dimenticare di controllare il telefono per gli aggiornamenti. Molte cose diverse possono accadere, ma in generale questa è solo la punta dell'iceberg quando si ha a che fare con l'insonnia.

Danneggiamento della vita professionale

Dopo la prima notte che affronti l'insonnia, potresti notare una significativa diminuzione del tuo livello di energia. Potrebbe essere difficile pianificare la giornata, o potrebbe essere più difficile ricordare tutte le informazioni durante il giorno.

Nella maggior parte dei casi, la routine quotidiana può iniziare con il risveglio, la preparazione al lavoro o anche con la spesa successiva. Tutti i lavori richiedono un approccio al 100% per garantire alte prestazioni ed efficienza. Altrimenti, potresti dover affrontare la musica del tuo capo. Non importa quanto vi sentite esausti, ci sono solo un certo numero di giorni in cui vi sarà data compassione. C'è un numero limitato di permessi per malattia che puoi prendere in un anno. Quindi non lasciare che l'insonnia distrugga la tua vita personale e professionale. Prendi il comando e sbarazzatevi di lui una volta per tutte.

Al tuo lavoro, ci si aspetta che tu completi i compiti entro una certa scadenza. Che tu sia responsabile dell'imballaggio delle scatole, della ricerca o della scrittura, devi essere al top del tuo gioco quasi ogni giorno. Dovete esibirvi al massimo per tutto il tempo e guadagnare il vostro meritato stipendio alla fine del mese. Qualsiasi riposo sacrificato durante la notte può portare a prestazioni scadenti il giorno successivo.

Hai problemi di mancanza di sonno?

Ogni persona ha il proprio ritmo di sonno e gli esperti raccomandano da 6 a 8 ore di sonno al giorno. Il numero esatto dipende dall'individuo. Alcuni di noi hanno bisogno di più riposo, altri meno. Ma alla fine della giornata, perdere un paio d'ore di sonno è sempre meglio che perdere un'intera notte di riposo. Ad esempio, invece di otto ore di sonno, si dormono solo sei ore. Quelle due ore di sonno possono sembrare cruciali, ma non faranno tanto danni alla tua vita quanto l'insonnia. Perdere due ore di sonno può rallentare, ma è probabile che tu sia ancora in grado di andare avanti e fare tutte le attività alla fine della giornata. D'altra parte, perdere un'intera notte di sonno può farti chiudere il cervello. Passeranno la giornata alle prese con compiti semplici.

Ad esempio, quando il tuo capo mette una rubrica sulla tua scrivania, puoi leggere il contenuto senza problemi. Ma rendersi conto di cosa significhi ogni voce della lista è la parte difficile per le persone con insonnia. Quella che sembra una passeggiata nel parco può sembrare una missione impossibile per gli insonni.

Spesso, se non si dorme, si perde la concentrazione e lo scopo della giornata. Si sarebbe costantemente alla ricerca del modo più veloce per trascorrere la giornata invece di pensare al modo migliore per trascorrere la giornata. In un primo momento, può sembrare gestibile perché si possono ancora fare le cose in tempo di tanto in tanto. Ma la verità è che, nel lungo periodo, danneggerà la vostra reputazione sul posto di lavoro a causa della scarsa qualità del vostro lavoro. Inoltre, gli insonni sono noti per avere un brutto carattere e un cattivo rapporto di lavoro con i loro colleghi.

La gente notera' la tua inefficienza alla fine. Il tuo capo noterà che stai lavorando ad un ritmo più lento, che non ti stai concentrando così tanto e che non hai l'atteggiamento giusto per completare il lavoro. Puoi metterlo nel favore sbagliato del tuo capo, e potresti anche rischiare di essere licenziato. Anche se questo può sembrare improbabile in questo momento, si dovrebbe tenere a mente che la possibilità è molto alta. L'insonnia è un fattore angosciante nella vita che può causare problemi non solo sul posto di lavoro, ma anche nella vita personale.

Danneggiamento della vita privata

Quando pensi alla tua vita personale, pensa a tutto ciò che è importante per te, alle cose che porti nel tuo cuore. Potreste pensare a vostra moglie, marito, figli, animali domestici o qualsiasi altro aspetto. Alcune persone possono anche pensare al loro giardino o al progetto di rimodellamento a cui stanno lavorando.

Non c'è una risposta giusta o sbagliata a questa domanda. È la tua vita, e la chiave del successo nella tua vita personale è l'equilibrio. La maggior parte delle persone fanno la loro routine quotidiana senza pensarci troppo. Alcuni esempi sono semplici attività come fare colazione per i vostri figli, salire in macchina o andare a mangiare da qualche parte.

Normalmente, questi non sono compiti difficili, ma gli insonni possono sentire il contrario. Nel momento in cui la vita personale di una persona inizia a sbilanciarsi, questo si traduce in momenti di stress, e si comincia a chiedersi se ci sia un modo per tornare ad uno stato stabile.

Se lo stress deriva dal non avere generi alimentari in tempo o svegliarsi tardi, una quantità minima di stress può accumularsi in qualcosa di fuori controllo. L'insonnia causa una quantità significativa di stress e di esaurimento.

Non ci sarà alcun pensiero specifico nella vostra mente; la vostra mente vagherà solo con pensieri casuali senza contesto. Lo stesso vale per la sua vita lavorativa. Se soffrite di insonnia e avete bisogno di preparare i vostri figli per la scuola, potreste perdere il cestino da pranzo, dimenticare di stirare i vestiti e la lista continua.

Ricordati sempre di metterti al primo posto come "l'amore di sé non è egoista". Quando ti metti costantemente all'ultimo posto, ti ritroverai in una spirale di vita verso il basso, incapace di raggiungere il tuo scopo ultimo nella vita.

Ora è il momento di svelare un grande equivoco nella nostra società, la percezione di porsi al primo posto come arrogante, malvagio ed egoista. Quello che non hanno capito è che se sei occupato a soddisfare le richieste degli altri senza raggiungere gli scopi della tua vita, ti sentiresti insoddisfatto e condannato. Perderesti la tua voglia di guidare, la motivazione, l'entusiasmo e la produttività se percorri questa strada. Quindi smettila di piacere agli altri e dai priorità a te stesso per primo. Solo allora si avrà un'inarrestabile spinta per ottenere di più, e si avrà di più da offrire in cambio.

A casa, potrebbe essere necessario tenere la propria casa falciando il prato o passeggiando per la casa per controllare la presenza di insetti. Non importa cosa si fa, è necessario ricordare i passaggi per eseguire ogni azione con precisione. Nel momento in cui soffrite di insonnia, non sarete in grado di ricordare le cose molto bene, e sarà più difficile per voi farlo.

Un'altra parte vitale della tua vita personale è il tuo rapporto con gli altri. Se il vostro partner, marito, moglie, fidanzato o fidanzata, essere in una relazione è un lavoro in sé. Se non presti la massima attenzione al tuo partner perché non hai riposato a sufficienza, allora puoi aspettarti che il tuo rapporto si rompa. Questa situazione porterà a discussioni, insoddisfazione, frustrazione, frustrazione, solitudine e tristezza in un rapporto. Tutte queste emozioni possono raggiungere un punto in cui può essere necessario un grande confronto.

Affrontare l'insonnia

E' difficile affrontare l'insonnia quando non c'e' piu' energia dentro di te. Vi sentirete stanchi per tutto il tempo e vi preoccuperete meno delle cose che stanno accadendo intorno a voi. La tua mente vagherà, e molte volte quei pensieri non hanno alcun senso. La vita stessa e' gia' abbastanza dura. Ora, immagina di aggiungere il fatto che non stai riposando e devi affrontare tutti gli ostacoli che la vita ti presenta. Come ti sentiresti? Sconvolto? Stressato? Stressato?

Potresti finire per perdere tempo sul posto di lavoro. Non si possono preparare i pasti in famiglia e si possono disturbare i bambini. Potresti iniziare a dimenticare tutte le piccole cose che normalmente fanno per la tua relazione romantica.

Molte aree della tua vita possono andare a sud a causa dell'insonnia. Con tutto questo in mente, ora è il momento di proteggersi dalla perdita di sonno e di riposare in modo ottimale ogni notte.

La cura: rimedi naturali e artificiali

Dormire è incredibilmente importante per la salute. Abbiamo bisogno di dormire affinché il nostro corpo guarisca e ringiovanisca dalle attività della nostra giornata. Purtroppo, molte persone hanno difficoltà ad addormentarsi o semplicemente non dormono a sufficienza, ed è qui che entrano in gioco i rimedi per l'insonnia.

Ci sono due categorie di base quando si tratta di rimedi per l'insonnia.

➢ **Rimedio artificiale**

Il primo è il rimedio artificiale. Questo

tipo di medicina si trova in farmacia e in clinica. Di solito sono prescritti per curare la malattia alla fonte. I rimedi artificiali di solito costano una pompa, ma di solito danno risultati rapidi. La maggior parte dei farmaci di oggi sono tossici, pieni di sostanze chimiche nocive che non sono sicuri da consumare per un lungo periodo di tempo.

➢ *Rimedio naturale*

L'altro tipo di rimedio si chiama rimedio naturale. La gente pratica la medicina naturale da secoli. Questo tipo di rimedio utilizza il processo di guarigione naturale del corpo per combattere l'insonnia. Spesso è meno costoso, ma ciò che li distingue è il fatto che non sono tossici come i rimedi artificiali.

Indipendentemente dal tipo di rimedio

che scegliete, l'obiettivo è quello di aiutarvi ad addormentarvi e a rimanere addormentati. Questi rimedi hanno lo scopo di aiutarti a riposare di più la notte. La maggior parte di questi rimedi causa sonnolenza, quindi è meglio prenderli appena prima di coricarsi, se non diversamente specificato. È inoltre importante assicurarsi di parlare con un medico prima di assumere uno dei medicinali elencati di seguito.

- Eszopiclone: Conosciuto anche come Lunesta, è un gruppo di farmaci in grado di metterti a dormire facilmente e rapidamente. Le statistiche mostrano che Lunesta è in grado di mettere la maggior parte delle persone a dormire per una media di 7-8 ore. Si tratta di un gruppo di droga forte, quindi assicuratevi di starne alla larga, a meno che non possiate riposare tutta la notte per prevenire la sonnolenza.

La FDA limita la dose del farmaco a non più di 1 mg. Qualsiasi altra cosa potrebbe causare il rischio di stordimento il giorno dopo.

- Ramelteon: Questo gruppo di farmaci funziona in modo diverso, non provoca effetti negativi per i consumatori come vertigini, sonnolenza, sonnolenza, ecc. I comuni farmaci usati per indurre il sonno sono diretti al SNC (Sistema Nervoso Centrale), deprimendone le funzioni e mettendo l'utente in uno stato di sonno. Ramelteon, invece, si concentra specificamente sul ciclo sonno-veglia. Il farmaco è prescritto per le persone che hanno difficoltà ad addormentarsi. A causa della mancanza di effetti collaterali, Ramelteon può essere prescritto per l'uso a lungo termine. La droga, inoltre, non ha mostrato alcuna storia di abuso o dipendenza.

- Zaleplon: noto anche come Sonata. La maggior parte dei farmaci ha un lungo tempo di attivazione nel corpo umano. Sonata non e' una di queste. Tra gli ultimi sonati di ultima generazione, Sonata è riuscita a rimanere attiva nel sistema il più brevemente possibile. In altre parole, questo medicinale lascia pochi o nessun effetto collaterale la mattina seguente. Ad esempio, se una persona ha difficoltà ad addormentarsi, una tavoletta Sonata la aiuterà ad addormentarsi senza sentirsi male il giorno dopo.

- Doxepin: noto anche come Silenor. Questo gruppo di farmaci è prescritto specificamente per coloro che hanno difficoltà ad addormentarsi. Si può dire che è un rimedio artificiale per i "dormienti leggeri" che si svegliano facilmente di notte grazie ad un minimo di stimoli. Funziona sopprimendo i recettori dell'istamina, aiutando così a mantenere il sonno dopo che vi siete addormentati. Poiché questo medicinale richiede di rimanere addormentato per un certo tempo, non prendere Silenor a meno che non si può dormire fino a 7-8 ore a notte. La dose dipende dalla risposta al trattamento, dallo stato di salute e dall'età.

• Benzodiazepine: le benzodiazepine sono utili sia per l'insonnia a breve che a lungo termine. Ha un effetto duraturo sul corpo, in quanto rimane nel sistema per lungo tempo. Pertanto, per coloro che hanno avuto l'insonnia per lungo tempo, questo farmaco può aiutarli nel loro viaggio verso la piena guarigione.

E 'comunemente usato per trattare gli incubi prolungati e sonnambulismo. Perché l'effetto di questo farmaco è inflessibile, si può sentire stanco e sonnolenza il giorno dopo. Un altro effetto collaterale di questo farmaco è che questo farmaco può risultare in tossicodipendenza, il che significa che potrebbe essere necessario fare affidamento su questo farmaco per addormentarsi e rimanere addormentati in futuro.

Benzodiazepine si trovano nei sonniferi Triazolam (Halcion), Alprazolam (Xanax), Temazepam (Restoril), e altri.

È importante avere una valutazione medica prima di prendere qualsiasi sonnifero. Consultare un medico per un esame completo. Sempre

Parlate con il vostro medico degli effetti avversi di qualsiasi farmaco prima di decidere quali pillole prendere. Ogni farmaco può causare diversi effetti collaterali. Gli effetti collaterali possono includere mal di testa, gravi reazioni allergiche, sonnolenza prolungata, per citarne solo alcuni.

D'altra parte, alcuni preferirebbero rimedi naturali. Non è necessario fare affidamento su sostanze chimiche con effetti avversi nocivi, specialmente al risveglio. Invece, perché non usare rimedi naturali per riparare il ciclo del sonno e porre fine all'insonnia?

Campeggio

Quando l'attrazione della televisione o toccare il telefono ti tiene sveglio fino a tarda notte, è il momento di prendere la tenda e andare in campeggio. Stai lontano dai dispositivi elettronici e goditi la disintossicazione digitale di tanto in tanto. Mettetevi in una zona libera da distrazioni e siate consapevoli del vostro ambiente e di voi stessi. Usa questo tempo per meditare, fare yoga, scrivere, ricordare i tuoi pensieri o semplicemente respirare.

Secondo diversi studi, i campeggiatori che si allontanano dagli elettrodomestici e praticano rituali come la meditazione o l'ascolto della musica si addormentano circa 2 ore prima del solito. Un altro punto importante da ricordare è che i dispositivi digitali contribuiscono all'insonnia. È stato riscontrato che le sorgenti di luce artificiale influenzano negativamente i ritmi circadiani.

Prova a dormire sul pavimento, non in macchina o in cabina di guida. In questo modo, sarete puniti e sarete tutt'uno con la natura. Indipendentemente da ciò che si fa durante il campo, l'obiettivo finale è quello di rilassarsi, di allontanarsi dalle distrazioni e dalle esigenze degli altri, di allontanarsi dalla luce artificiale e di essere un tutt'uno con la natura. Immergetevi nella luce naturale del sole e addormentatevi quando il sole tramonta. In un batter d'occhio, ripristinerai i tuoi ritmi di sonno.

Musicoterapia

La musica è stata usata fin dall'antichità per combattere l'insonnia. Si tratta di uno strumento di guarigione che può aiutare ad alleviare l'ansia che può contribuire alla scarsa qualità del sonno. Il più grande vantaggio di questa tecnica è che è facile da usare e non ha effetti collaterali.

Ci sono molti tipi diversi di musicoterapia e si differenziano per il tipo di stimolazione neurologica che evocano. Ad esempio, la musica classica può essere un potente strumento di comfort e relax, mentre la musica rock può causare disagio. Provate ad andare per una musica morbida e rilassante che ha suoni naturali come l'oceano, uccelli, cascate, ecc.

Diversi studi hanno dimostrato che le persone che ascoltano musica rilassante prima di coricarsi hanno migliorato la qualità del sonno durante la notte rispetto alle persone che non lo ascoltano. Pertanto, se avete problemi ad addormentarvi, questa potrebbe essere una soluzione.

Off per un riposo migliore

Lo sleep non è un interruttore on/off. Il tuo corpo ha bisogno di tempo per rilassarsi e prepararsi al sonno. Gli insonni hanno spesso problemi a spegnere il cervello di notte. Puoi provare a spegnere l'attrezzatura per ottenere un sonno migliore. Questa tecnica aiuta a calmare le cose in modo che il tuo corpo capisca che è ora di riposare. Per preparare il terreno per il sonno, è importante rilassarsi e scurire la mente.

Ad esempio, se fai un bagno caldo prima di andare a letto, questo creerà un calo della temperatura corporea, facendo sì che il tuo corpo inizi a prepararsi per il sonno. Facendo la doccia con acqua calda, la temperatura corporea rallenta le funzioni metaboliche come la respirazione, la digestione e la frequenza cardiaca. Il tuo corpo capirà che è ora di rallentare e rilassarsi. Se avete l'abitudine di ascoltare la musica prima di andare a letto ogni notte, il vostro corpo sarà condizionato ad ascoltare la musica di notte, essendo il segnale dell'ora di andare a letto.

Si tratta di abitudini e condizionamenti. Prendere almeno mezz'ora di riposo prima di coricarsi per fare esercizi di respirazione o di rilassamento per liberare la mente. Lo scopo di questo tempo di spegnimento è quello di dire al cervello che è il momento di rilassarsi, rilassarsi e dormire.

Dormire in una stanza fresca

Coloro che hanno difficoltà ad addormentarsi hanno spesso una temperatura corporea interna più alta immediatamente prima di addormentarsi rispetto alle loro controparti più sane. Pertanto, questo gruppo di insonni deve aspettare almeno 2 o 4 ore prima che la loro temperatura corporea si abbassi e inizi il sonno.

Le ricerche dimostrano che la temperatura ambiente ottimale per dormire è compresa tra i 16 e i 20 gradi Celsius. Quando cerchi di dormire, il tuo cervello si gode l'ambiente freddo.

Dormire in una cella frigorifera aiuta anche a combattere l'invecchiamento.

Aiuta a rilasciare gli ormoni anti-età noti come melatonina, un potente antiossidante che combatte l'infiammazione, rafforza il sistema immunitario, previene il declino cognitivo e il cancro.

Un detto dice che chi va a letto presto e si alza presto vive più a lungo. Ha molto senso se si considera che dormire in una stanza fredda riduce la neurodegenerazione e lo stress ossidativo. Posso continuare a parlare dei benefici anti-età di una buona notte di sonno in un ambiente freddo. Ma la chiave per aumentare la produzione di ormoni anti-invecchiamento nel vostro corpo è quello di ottenere un sonno adeguato.

Il primo passo è quello di creare un ambiente di riposo ottimale abbassando la temperatura della camera da letto. La mancanza di sonno ha molti effetti nocivi

per la salute fisica e mentale. Alla fine,
può mettere a rischio la tua vita. Quindi
assicuratevi di fissare le vostre abitudini di
sonno, e potete iniziare a farlo creando un
ambiente di sonno ottimale.

Pausa nel sudore

Esercizio fisico in anticipo. Non è un segreto che l'esercizio fisico migliora il sonno e la salute generale. Ma uno studio pubblicato sulla rivista Sleep mostra che la quantità di esercizio fisico che fanno e quando si esercitano fanno la differenza. i ricercatori hanno scoperto che le donne che esercitano a moderata intensità per almeno 30 minuti ogni mattina, 7 giorni alla settimana, hanno meno problemi di sonno rispetto alle donne che esercitano meno o esercitano più tardi nel corso della giornata. L'esercizio mattutino sembra influenzare positivamente i ritmi del nostro corpo, che a sua volta migliora la qualità del sonno.

Una delle ragioni di questa interazione tra esercizio fisico e sonno può essere la temperatura corporea. La temperatura corporea aumenta durante l'esercizio fisico e impiega fino a 6 ore per tornare alla normalità. Questo perché le temperature corporee più basse sono associate a un sonno migliore. Pertanto, è importante che il vostro corpo abbia il tempo di raffreddarsi prima di andare a letto.

Il sonno è una parte fondamentale della nostra salute e della nostra guarigione. Prendere sul serio e cercare l'aiuto di un professionista della medicina funzionale se non è possibile controllare il sonno. Tutto questo richiede disciplina e impegno. Una volta ripristinato l'orologio biologico e riportato ad un ritmo di sonno normale, potrete finalmente godere dei benefici di un sonno riposante e riposante.

Modifica dello stile di vita per l'insonnia

Nel capitolo precedente abbiamo parlato delle due categorie fondamentali di rimedi per superare l'insonnia. Tuttavia, questi fattori estrinseci non potevano affrontare la radice dell'insonnia. Sì, ci si può sentire meglio dopo aver provato questi rimedi, ma l'insonnia può essere completamente guarita solo se la fonte del problema viene eliminata. Altrimenti, c'è un'alta probabilità che l'insonnia si ripeta.

Allora qual e' la radice dell'insonnia? Per molti, la causa principale dell'insonnia è il cattivo stile di vita e le abitudini di sonno. Semplici cambiamenti nello stile di vita possono fare una grande differenza nella qualità del vostro sonno.

Anche se non tutta l'insonnia è causata dallo stress, è innegabile che le persone che soffrono di stress continuo sono più suscettibili all'insonnia. Nel caso dell'insonnia da stress, il trattamento o l'eliminazione dello stress allevierà l'insonnia. Come accennato nel capitolo precedente di questo libro, lo stress influenza la qualità del sonno di una persona, che può alterare il ritmo del sonno. Così, uno troverà difficile addormentarsi di notte e rimanere sveglio durante il giorno.

È importante gestire tutte le parti della vita nel miglior modo possibile per essere sicuri di essere in un sano equilibrio. Devi assicurarti di dormire abbastanza ogni giorno. Il sonno gioca un ruolo importante per la salute fisica. Un sonno insufficiente per un breve periodo di tempo può farti sentire più irritabile e irritabile. Gli effetti

a lungo termine possono essere gravi:
problemi cardiaci, depressione, ictus,
infarto, attacco cardiaco, per citarne
alcuni.

Secondo gli esperti del sonno, diversi
studi hanno dimostrato che quando le
persone dormono abbastanza, non solo si
sentiranno meglio, ma aumenteranno
anche le loro possibilità di vivere una vita
più lunga, più sana e più riuscita.

Per superare l'insonnia, è necessario
stare lontano da nicotina, caffeina e
alcool. Tutto questo farà sì che la mente
diventi naturalmente inquieta. Avere una
quantità costante di caffeina costringerà la
mente ad essere più attiva di quanto non
lo sia.

La maggior parte delle persone hanno
bisogno di energia per iniziare la giornata,

quindi hanno scelto lo stimolante. La caffeina è una delle opzioni stimolanti più popolari oggi per garantire la vigilanza e la veglia al mattino e per tutto il resto della giornata. Tuttavia, essi ignorano il fatto che la caffeina è una delle cause principali dell'insonnia. Rovina l'equilibrio naturale tra veglia e sonno.

Pertanto, gli insonni devono stare lontani da queste bevande per avere un sonno di qualità. Salta quella pausa caffè, bevi un bicchiere d'acqua invece del caffè, che può essere la ragione per cui hai difficoltà ad addormentarti e a rimanere addormentato di notte.

Oltre a questo, stabilire un programma di sonno per voi è una delle migliori tecniche di auto-aiuto per l'insonnia. E' un passo importante per superare l'insonnia per sempre. E 'così importante andare a letto alla stessa ora della notte e svegliarsi alla stessa ora ogni mattina perché il corpo ha bisogno di coerenza. Al corpo piace la routine. Cresce con l'abitudine. Con l'ora di andare a letto e di svegliarsi regolarmente, è più probabile che il tuo corpo rimanga in carreggiata. Se possibile, evitare di alternare orari, feste notturne, turni di notte, turni di notte o altre cose che possono disturbare il vostro orario del sonno.

Quando hai problemi ad addormentarti, prova a bere un bicchiere di latte caldo. Si tratta di un rimedio tradizionale per l'insonnia, e ci sono prove che può aiutare ad ottenere una migliore qualità del sonno. Il latte non solo aiuta ad evitare che la fame disturbi il sonno, ma contiene anche un aminoacido chiamato triptofano, che viene convertito nel cervello in una sostanza chimica "rilassante" chiamata serotonina. Il calcio è molto prometabolico, riducendo lo stress e diminuendo i livelli di ormone paratiroideo, che è noto per svolgere un ruolo insonnia.

Non solo, è sempre possibile regolare il proprio programma giornaliero per includere il tempo per lo yoga o la meditazione. Ci sono prove abbondanti che lo yoga e la meditazione possono migliorare i modelli di sonno, spesso in modo drammatico. E' importante che tu abbia tempo per rilassarti. Queste tecniche possono essere fatte a casa per il comfort e la privacy. Aiuta ad aumentare la flessibilità totale del corpo, rilassa la mente e distrugge il corpo. Provate a passare almeno 30 minuti al giorno a meditare o a fare yoga. In genere, la meditazione e lo yoga si fanno meglio la mattina presto, in un luogo tranquillo con esposizione alla luce del sole.

Per la meditazione, tutto quello che dovete fare è sedervi e liberare la mente.

Provate ad ascoltare musica rilassante per aiutarvi a calmarvi. Nel momento in cui vi abituate all'idea di meditare durante il giorno, la vostra mente sarà in grado di rilassarsi più velocemente di notte e quindi sarà più facile per voi di addormentarvi.

Per quanto riguarda lo yoga, si può andare a lezioni di yoga con un gruppo di amici o praticare a casa per una maggiore privacy. Il tuo sonno ne trarrà beneficio sotto molti aspetti. La pratica di alcune posture yoga aumenterà la circolazione del sangue al centro del sonno nel cervello, il che ha l'effetto di normalizzare il ciclo del sonno.

Ricordate, il sonno non è una scelta di stile di vita o di lusso; è naturale e necessario. Così sradicare le cause di fondo, cambiare la vostra dieta, bere un bicchiere di latte caldo, impostare un momento di andare a letto, fare un po 'di yoga, e meditare. Seguire i suggerimenti di cui sopra e alla fine si otterrà un sonno di qualità.

Scollegamento

➢ *Come combattere l'insonnia*

Combattere l'insonnia è una battaglia in salita. Quando cerchi di curare l'insonnia, in realtà stai cercando di evitare che la tua mente sia troppo attiva di notte. Non c'è motivo di avere paura di rimanere sveglio per innumerevoli notti di fila e chiedersi se tutto questo sta per finire.

Preoccuparsi causa solo notti insonni. Quindi smettila di combattere l'insonnia nella tua testa! Tutto quello che devi fare è "Spegnere" il tuo cervello di scimmia.

Di notte, vuoi che la tua mente rallenti fino al punto in cui puoi addormentarti velocemente. Avere una quantità adeguata di sonno ti aiuta a rimanere pienamente vigile il giorno successivo e garantisce una buona notte di sonno. Uno dei motivi per cui le persone lottano per addormentarsi è perché il loro cervello di scimmia si rifiuta di chiudersi. Il più delle volte, cominciano a pensare a cose inutili che non servono a nulla, ma solo ad evitare che si addormentino.

Lo spegnimento richiede un po' di pratica. Per molti adulti impegnati, l'unico momento in cui riflettono sulla loro vita è al momento di andare a letto! E' bene riflettere di tanto in tanto, ma non al momento di andare a letto. Spesso, questo è il più grande colpevole che ti impedisce di addormentarti.

Quindi, per coloro che vogliono riflettere sulla loro vita, prendete in considerazione la possibilità di alzarsi prima per avere tempo al mattino per farlo o anche programmare un po 'di tempo di notte per fare qualche riflessione.

➢ *Stimolare la notte = Sonno cattivo*

Un'altra ragione per cui le persone non si disconnettono è che di notte hanno molte attività troppo stimolanti, che le fanno stare sveglie invece di sentirsi stanche. Alcuni amano persino bere caffeina di notte! Non c'è da stupirsi se la gente fa fatica ad addormentarsi! Quindi stai lontano da caffè, telefoni cellulari, computer portatili, televisori quando è ora di andare a letto. Evitare le attività che costringono a pensare e richiedono uno sforzo fisico notturno. E, soprattutto, evitare il "blue screen" dei dispositivi elettronici.

> ## ***Non perdere mai un'altra notte di sonno***

Un'altra chiave per addormentarsi è programmare il sonno. La maggior parte delle persone non lo fa. Invece, scelgono di addormentarsi solo quando sono stanchi. Ma quello che dovrebbero fare, invece, è stabilire la loro routine e programmare l'ora di andare a dormire. In caso di ripetizioni, la vostra mente sarà condizionata a spegnersi quando l'orologio arriva all'ora abituale per addormentarsi.

Avere una routine di sonno regolare è forse la tecnica migliore per garantire una migliore qualità del sonno. Infatti, il nostro corpo prospera con un programma di sonno coerente e regolarità. Anche se non esiste una soluzione unica per tutti, avere una routine di sonno coerente aiuterà sicuramente a sconfiggere l'insonnia cronica una volta per tutte.

Come 'spegnere' di notte

La prima cosa che dovreste fare dopo aver cenato e pulito per la notte è spegnere i vostri apparecchi elettronici. Avere il telefono o il computer acceso quando ci si prepara per il letto stimolerà il cervello e, nel tempo, renderà più difficile dormire. Ammettilo, la tua elettronica crea dipendenza e non saprai quando fermarti.

La luce interferisce con il tuo modo di dormire e ti tiene sveglio. Si raccomanda di evitare di utilizzare i gadget a tutti i costi almeno 1 ora prima di andare a dormire.

Leggere prima di andare a letto va bene, ma non attraverso i dispositivi elettronici.

Leggere un libro fisico come hobby prima di andare a letto ti aiuta a prepararti per il sonno. E' meglio non leggere nella tua stanza. Siete incoraggiati a leggere in un'altra stanza perché non volete che la vostra mente sia attiva nella stanza in cui avete bisogno di dormire. Ancora una volta, per condizionare la tua mente a chiudere nel momento in cui entri in camera da letto. Se puoi rilassarti completamente mentre leggi un libro, allora va bene farlo stando a letto. Altrimenti, è meglio leggere in un'altra stanza.

La prossima cosa che puoi fare è ascoltare la musica e scrivere qualsiasi tipo di promemoria di cui hai bisogno per il giorno dopo. La musica aiuta a calmare la mente ed eliminare lo stress. Provate ad ascoltare musica che è più morbida e lenta nel ritmo. Ascoltare tutto ciò che è forte o emozionante stimolerà la tua mente e ti renderà più difficile addormentarti. Per esempio, vi troverete in uno stato di rilassamento quando ascoltate musica classica invece che rock.

Un altro suggerimento è quello di pianificare i vostri giorni prima di andare a dormire. Scrivere promemoria per il giorno successivo aiuta a liberare la mente.

Stare sveglio a letto ricordando costantemente a se stessi che è necessario ricordare qualcosa che terrà attiva la mente. Pensa al tuo taccuino come a un caveau "buttalo e dimenticalo". Prendi un pezzo di carta e scarabocchia qualche nota. Vi aiuterà a calmarvi e ad addormentarvi più velocemente.

Un'altra cosa che puoi fare è bere una bevanda rilassante come il tè appena prima di andare a letto. Tuttavia, assicuratevi di stare lontani da caffeina, alcool e bevande ad alto contenuto di zucchero. Una buona tazza di tè può calmare la mente e aiutare il corpo a rilassarsi.

Questo è anche un ottimo modo per creare tempo per te stesso. Un momento di riposo e relax. È possibile farlo mentre si legge o si ascolta la musica. Se non trovate il piacere di bere il tè, allora considerate la possibilità di fare uno spuntino leggero prima di andare a letto. Non mangiare nulla che sia troppo calorico e difficile da digerire. Tuttavia, uno spuntino leggero è buono perché a volte, il motivo per cui hai difficoltà a dormire è semplicemente perché hai fame.

Un altro modo per garantire un sonno riposante è quello di abbassare la temperatura della vostra stanza. Il modo migliore per farlo è regolare il termostato ambiente in modo che sia un po' più freddo. Il nostro corpo è condizionato in modo tale che quando entra in un ambiente più fresco, riceve un segnale che è tempo di riposo.

Inoltre, perché non fare una doccia veloce appena prima di andare a letto. Preferibilmente una doccia fredda per rinfrescarsi immediatamente. Altrimenti, si può provare a prendere un ventilatore da letto, un materasso più fresco o fare una breve passeggiata prima di andare a letto.

Tutto questo può far parte della tua routine della buonanotte. Vai avanti, provali e scopri cosa è meglio per te e per il tuo programma. In breve tempo, non avrete alcun problema ad addormentarvi e a rimanere di nuovo addormentati.

Conclusione

Spero che questo libro possa aiutarvi e guidarvi a fermare o prevenire l'insonnia. Siete liberi di provare uno qualsiasi dei suggerimenti e delle strategie elencate in questo libro per garantire un sonno riposante. Dopo tutto, il sonno riposante è alla base del vostro benessere fisico e mentale. Che si tratti di rimedi artificiali o naturali, cambiamenti di stile di vita, o l'istituzione di una routine, tutto questo aiuta a prevenire l'insonnia.

> ***Allora, cosa fare adesso? E' ora di agire oggi!***

Scoprite quale di questi metodi funziona meglio per voi e metteteli in pratica nella vostra routine quotidiana. Scrivile e immagina come appare un giorno normale quando aggiungi queste strategie alla tua routine.

Solo testandoli, si può trovare il modo migliore per superare l'insonnia.

Basta ricordare che tutto non accadrà durante la notte e che ci vorrà del tempo prima di vedere un cambiamento nella vostra vita in meglio.

Ora sì, vi auguro il meglio dei vostri risultati, e ricordate, tutto è pratico; la teoria senza azione non vi serve a nulla. Porta tutto quello che si impara nella vita reale.

Un grande abbraccio, il tuo amico Jorge!

A proposito, quando si raggiungono i risultati a poco a poco, vi consiglio vivamente, se volete migliorare le vostre abilità sociali, il mio libro "COME CONTROLLO SOCIALE ANSIEDAD E PANIC ATTACKS", è un libro che sono sicuro vi aiuterà molto ad evitare qualsiasi tipo di ansia. Senza ulteriori indugi, potete trovarlo nel motore di ricerca di Amazon, come: "Come controllare l'ansia sociale e gli attacchi di panico" o cercando il mio nome "Jorge O. Chiesa"..... Ancora una volta vi auguro di avere successo nei vostri risultati!

www.ingramcontent.com/pod-product-compliance
Lightning Source LLC
Chambersburg PA
CBHW071233240726
48654CB00009B/1023